AF404770

SUR LES

Mélanodermies Phthiriasiques

Par le Docteur **Paul FABRE**, de Commentry

Membre correspondant de l'Académie de Médecine

Président de la Société des Médecins de l'Allier

Membre correspondant de l'Académie de Médecine de Belgique

Membre de la Société de Dermatologie et de Syphiligraphie

Médecin en chef de l'Hôpital de Commentry, etc.

PARIS

G. STEINHEIL, Éditeur

2, rue Casimir-Delavigne

—

1902

SUR LES

MÉLANODERMIES PHTHIRIASIQUES

Mélanodermies

Phthiriasiques

Par le Docteur **Paul FABRE**, de Commentry

Membre correspondant de l'Académie de Médecine

Président de la Société des Médecins de l'Allier

Membre correspondant de l'Académie de Médecine de Belgique

Membre de la Société de Dermatologie et de Syphiligraphie

Médecin en chef de l'Hôpital de Commentry, etc.

PARIS

G. STEINHEIL, Éditeur

2, *rue Casimir-Delavigne*

—

1902

MÉLANODERMIES PHTHIRIASIQUES

Communication faite en avril 1901 devant la Société des Sciences médicales
de Gannat.

A propos d'un cas-type de mélanodermie phthiriasique que je viens d'avoir
l'occasion d'observer, je voudrais résumer les caractères distinctifs de cette
affection sur laquelle j'ai attiré le premier, je crois, l'attention, en 1872,
dans ma thèse inaugurale (1). Cette affection est des plus rares puisqu'en
dehors des quatre faits que j'avais vus dans les Hôpitaux de Paris, au cours ·
de mes études médicales, je n'en ai rencontré dans ma pratique personnelle
que deux autres cas, durant une période de 29 ans dans un milieu propice
et avec une clientèle assez étendue.

Du premier cas, j'en ai communiqué l'observation à la *Société des Sciences
Médicales de Gannat*, en 1878. Il s'agissait d'un journalier de Commentry,
ancien soldat d'Afrique âgé de 60 ans, et qui menait la vie la plus irrégu-
lière et la plus misérable (2).

Le deuxième cas, je viens de l'observer dans la seconde moitié du mois de
mars dernier, chez un homme pour qui j'ai signé un billet d'admission à
l'Hôpital de Commentry, sur la demande du maire de Malicorne, commune
dans laquelle il était tombé malade ; on le fit donc enlever, pour l'amener à
l'Hôpital, du hangar dans lequel un fermier l'avait autorisé à se coucher
et où il était resté souffrant pendant quatre jours.

Observation. — *Mélanodermie et Phthiriase chez un vieillard.* — *Catarrhe
bronchique.* — *Excoriation des jambes.* — *Plaies aux talons* — *Prurigo géné-
ralisé.* — *Mort, 36 heures après son entrée à l'Hôpital.*

Le nommé E. B..., né à Buxières-les-Mines, âgé de 75 ans, est ce qu'on
appelle vulgairement un *chemineau* et dans le Bourbonnais un *roulant.* Il

(1) *Des Mélanodermies et en particulier d'une Mélanodermie parasitaire.* Paris, J. B. Baillière et fils,
éditeurs.

(2) On trouvera la relation de ce fait dans la brochure intitulée du *Rôle des Parasites animaux dans
la Pigmentation cutanée à propos d'une observation de Mélanodermie phthiriasique.* In-8 de 12 pages. Paris,
Delahaye, 1879.

serait cependant d'une famille relativement aisée, d'après les renseigne-
ments que j'ai recueillis. Depuis longtemps, il est connu, paraît-il, dans les
communes voisines qu'il parcourt en mendiant. Il aurait même l'habitude
d'adresser des menaces et des injures à ceux qui refusent de lui donner une
aumône, et pour ce fait a été mis plusieurs fois en prison. Ce vagabond de
profession venait d'être conduit en voiture à l'Hôpital de Commentry, le
lundi 18 mars 1901 à 1 heure, et depuis la grille jusques dans les salles il avait
été porté à bras par l'infirmier aidé d'un autre homme, lorsque j'arrivai
pour l'examiner. On commençait à le déshabiller dans un cabinet isolé
(car on avait aperçu, en l'aidant à descendre de la voiture qui l'amenait,
des poux en foule grouillant sur ses vêtements). Sa veste et son gilet en loques
étaient par terre au moment où j'entrai ; mais dès la porte, je voyais déjà,
se détachant sur la blancheur cependant fort douteuse de sa chemise, percée
d'ailleurs en maints endroits, une multitude d'énormes poux se promenant
à tort et à travers. Ces animaux sont remarquables par la grosseur et surtout la longueur de leur corps. L'infirmier lui-même le fait observer, et,
ancien militaire, il rappelle qu'il n'en a vu de pareils qu'en 1870 et en 1871,
(premièrement après la capitulation de Sedan, où il avait été blessé ; puis,
durant le second siège de Paris, à Sèvres, où son régiment campa, dans les
ateliers de la manufacture nationale, succédant à des soldats allemands).
Ce sont bien là les *pediculi corporis*, avec leurs caractères différentiels des
poux du cuir chevelu et de ceux du pubis.

Notre homme s'impatiente sur la chaise où on a commencé de le déshabiller, pendant qu'on lui prépare un grand bain. Il réclame à boire ;
je lui fais donner un petit verre de rhum qu'il boit avec avidité. Cet
homme porte les cheveux assez longs, et toute sa barbe ; elle est grise
comme les cheveux ; mais dans les cheveux, on n'aperçoit guère de
poux non plus que de lentes. Il en existe dans la barbe en assez grand
nombre. Mais c'est surtout le reste du corps qui fourmille de ces animal-
cules. En faisant relever sa chemise, je constate que la peau de tout le tronc
est d'une teinte générale d'un brun très foncé, *terre de Sienne brûlée*, avec
de nombreuses plaques noirâtres plus ou moins arrondies. Dans le milieu
du dos au dessus de la ceinture, il y a une vaste surface rectangulaire, for-
mant presque un carré d'environ vingt centimètres de côté, mais un peu
plus longue dans le sens vertical, qui tranche par sa couleur plus foncée
sur les régions avoisinantes. Ici la peau a une couleur bistre, presque noire.

Sur les épaules et sur le devant de la poitrine, on voit en grand nombre
des papules de prurigo noirâtres, la plupart excoriées à leur sommet ou à
leur centre. Un peu partout et dans des sens très divers, de longues traînées,
parallèles par trois ou quatre, représentent l'action des ongles d'une main
ayant arraché, par un grattage énergique et récent, les couches superficielles
de l'épiderme. Je renvoie l'examen plus complet à demain, et je prescris

une potion cordiale que le *chemineau* devra commencer à prendre au sortir du bain.

Le lendemain matin à 10 heures, je trouve E. B... relativement propre. Il est couché dans une petite chambre à un lit où il geint, émettant des plaintes à peu près incompréhensibles. Il respire difficilement et bruyamment. Cependant le bain de la veille et le nettoyage qui l'a suivi, lui avaient fait grand plaisir. Il avait manifesté son contentement à l'infirmier et à la sœur de service. Il a mangé un peu, mais a toussé assez souvent la nuit. Il ne crache pas. Il a des démangeaisons surtout au niveau des flancs qui, ainsi que les fosses iliaques, présentent une teinte brun Van-Dyck ou bistre et presque aussi foncée que celle du dos. Les parties saillantes des membres, les coudes, les genoux, sont relativement blanches, ainsi que le creux poplité, le pli de l'aine, le pli de la saignée, la face palmaire des mains, les cous-de-pied et les régions plantaires.

Au niveau des deux gros orteils, à la pulpe, au devant de l'ongle, je constate la présence d'une plaque foncée de forme arrondie, d'une teinte sépia, comme un début de gangrène des extrémités. Les deux talons présentent chacun une ulcération transversale un peu profonde.

Le moignon de l'épaule présente également une plaque noire, plus étendue sur l'épaule droite ; les membres supérieurs comme les inférieurs ont la peau fortement pigmentée, mais un peu moins que le tronc. Aux bras et surtout aux avant-bras, la peau est sillonnée par des lignes plus claires, marquant l'action du grattage. Mais ce sont surtout les mollets qui sont le siège principal des énergiques efforts que le patient a dû faire pour atténuer avec les ongles les démangeaisons qu'il ressent. Aussi y trouve-t-on de vraies excoriations, longues quoique peu profondes. Quant à la face, elle semble avoir conservé sa teinte habituelle. Elle est d'un blanc pâle uniforme, sans macules. La nuque et le reste du cou ont une teinte plus brune que la face, mais bien moins foncée que la peau du tronc et que celle des membres (1). Les muqueuses accessibles à la vue ne m'ont montré aucune trace de pigmentation (comme on en signale parfois dans la maladie d'Addison).

Le malade semble avoir toute sa raison, il comprend mes questions et y répond. Mais ses réponses sont assez difficiles à saisir, car il y mêle des plaintes ; il est dans un tel état de faiblesse que je me retire en prescrivant des toniques.

Le lendemain matin, 20 mars, on venait m'annoncer que E... B... était mort dans la nuit.

Il avait mangé sa soupe à midi, puis avait commencé à délirer ; son pouls

(1) On sait qu'un des caractères distinctifs de la mélanodermie arsenicale est sa localisation à la nuque, ainsi que M. le docteur Gaucher nous le faisait observer, le 15 avril, devant la *Société de Dermatologie*, à l'occasion d'une malade qu'il avait eue en traitement. (Voir le *Bulletin de la Société française de Dermatologie et de Syphiligraphie*, 1901, p. 173.

faiblissait vers cinq heures ; après avoir absorbé un peu de vin de quinquina, E... B... s'était remis à répondre aux questions qu'on lui faisait. Puis le délire recommença. La faiblesse alla augmentant, et il rendait pour ainsi dire inopinément le dernier soupir vers une heure du matin. — Il n'y a pas eu d'autopsie.

REMARQUES ET RÉFLEXIONS

Aussitôt après qu'Addison eut eu publié ses observations sur la *Maladie Bronzée* (1), beaucoup de médecins tinrent à apporter leur contribution à cette étude.

Malheureusement un certain nombre présentèrent sous le nom de *Maladie Bronzée* des faits qui ne se rapprochaient de la maladie décrite par Addison que par une coloration plus foncée de l'épiderme.

Et l'ivraie se mêla parfois dans une telle proportion au bon grain que certains auteurs, Eugène Landois (2), d'Hurlaborde (3) et autres, non toujours des moindres, tel que le professeur Béhier lui-même (4), en arrivèrent à contester, et, bien plus, à refuser le droit d'existence à une individualité pathologique cependant déjà bien nettement constituée (5).

Cependant, Boucher de la Ville-Jossy était venu, devant la *Société Médicale des Hôpitaux de Paris*, en 1861, rapporter deux faits qu'il distinguait du mélasma surrénal, de la maladie d'Addison, en les attribuant à un état cachectique (6).

En 1864, M. Georges Pouchet, dans sa thèse *Sur les colorations de l'épiderme* (7) qui contient onze observations, en a deux au moins qui ne sont autre chose que des cas de mélanodermie phthiriasique :

1º La septième observation : il s'agit d'une femme de 60 ans, qui entra à

(1) *On the Constitutional and local affects of diseases of the suprarenal capsules*, in-4, Londres, 1855.

(2) Thèse de Paris, 1866.

(3) Thèse de Paris, 1868.

(4) *Union Médicale*, 1872, nᵒˢ 46, 50 et 52.

(2) Martineau, lui aussi, dans sa thèse (Paris, 1863), devenue immédiatement et trop tôt classique sur la *Maladie d'Addison*, fit flèche de tout bois et accueillit avec empressement des faits qui n'avaient de commun avec cette maladie que la pigmentation de la peau, témoin l'observation de Louise Doze que j'ai reproduite dans ma *Thèse* et à son appui (voir l'Observation VI, page 39).

(6) *Bulletin de la Société médicale des Hôpitaux de Paris*, séance du 27 février 1861

(7) Thèse de Paris, 1864.

l'hôpital de Rouen en 1861, infestée de poux, présentant tous les caractères de siège et de couleur de la mélanodermie phthiriasique, morte quelques heures après son entrée, et à l'autopsie de laquelle on trouva un ulcère de l'estomac (1).

2° La onzième observation, relative à une femme de 68 ans, entrée également dans le service de Leudet, en 1861, couverte de vermine et qui, avec la coloration de la peau caractéristique, coloration qui avait débuté quatre mois avant, présentait de plus, en juin, quelques taches bleuâtres de pigment à la voûte palatine. La pigmentation buccale avait disparu le 5 septembre suivant au moment où la malade rentra à l'hôpital. La mélanodermie sur le tronc et sur les membres persistait (2).

Puis, en 1869, vient la thèse d'Armand Gillet sur les *mélanodermies par privations* (3). Déjà Vogt avait, en Allemagne, décrit un état morbide (4), qu'il désignait sous le nom de maladie des vagabonds (*Vagantenkrankheit*), et que Ball (dans le *Dictionnaire Encyclopédique des Sciences médicales* de DECHAMBRE, à l'article *Maladie Bronzée*) appelle une forme de *maladie pseudo-bronzée* (5).

Mais antérieurement, dès 1837, le docteur Amelung, directeur de l'Hôpital Hofbeim, près de Darmstadt, publia (HUFELAND'S JOURNAL DER PRACTISCHEN

---

(1) Voici la relation de l'autopsie :

Autopsie, le 3 avril. après 29 heures Temps humide. Pas de traces de putréfaction. Pas d'émaciation. La peau du corps offre à la vue deux colorations tout à fait distinctes et spéciales La tête à l'exclusion du cou, les mains jusqu'au-dessus des poignets, les jambes jusqu'au-dessus des genoux sont pâles. Le reste du corps est d'un brun foncé, plus foncé qu'un sujet mulâtre. Par places, sont des plaques saillantes encore plus foncées, offrant un peu l'aspect de squames psoriasiques (ps. Guttata) de 3 ou 4 millimètres de diamètre. Le ton de la couleur s'élève surtout au niveau des hypochondres et sur les hanches autour de la ceinture.

Ulcère simple de l'estomac à bords réguliers, large de 3 centimètres sur 2, bouché par le pancréas ; muqueuse de l'intestin boursouflée, fongueuse, avec petites ulcérations finement hémorrhagiques (lésions de l'entérite chronique). Granulations graisseuses. Utérus, foie, rate, reins, sains. Capsules surrénales *saines*.

Un lambeau de peau recueilli sur l'hypochondre et conservé dans l'alcool, reste aussi foncé ; seulement il change de nuance, passant de la teinte sépia au noir franc de l'encre de chine.

(2) Etat au 5 septembre 1861. Peau du corps et des membres, à peine un peu brunâtre avec cicatrices blanches abondantes surtout dans le dos et larges de $0^{m}003$ ou $0^{m}004$ Pas de furoncles ou d'autre éruption cutanée. pas de parasites, ni de démangeaisons, mains et pieds un peu cyanosés. Aucune tache pigmentée à la face interne des joues, non plus que sur le reste de la muqueuse buccale. Appétit normal, quelquefois oppression épigastrique, la nuit ; selles rares parfois tous les huit jours et alors en diarrhée. La miction a été difficile, mais elle est redevenue normale depuis quinze jours environ. Voussure de la poitrine, matité précordiale assez étendue. Battements du cœur profonds, le premier bruit fortement soufflé à la pointe. Pas de toux pas de palpitations. Douleurs articulaires dans le membre supérieur et dans la hanche Ces dernières apparaissent très rapidement par la marche et la rendent très difficile ; les jambes enflent en même temps, et la malade a peine à travailler une heure, et elle est alors forcée de regagner le lit.

(3) Thèse de Paris. 1860.

(4) Voir dans le *Dictionnaire Encyclopédique des Sciences médicales*, l'article de Benjamin Ball, sur la maladie bronzée, t. XI, p. 30.

(5) N'aurait-il pas mieux valu l'appeler une *Pseudo-Maladie Bronzée* ?

Heilkunde, continué par Osann) un travail intitulé : *Observations et remarques sur la Phthiriase* (travail analysé dans la Gazette médicale de Paris, du 13 janvier 1838, p. 23). Pour cet auteur, il n'y a absolument pas de différence entre les *pediculi corporis* et les *pediculi capitis*, « et si on en trouve quelquefois, elle dépend uniquement des personnes blondes ou brunes sur lesquelles on les trouve. Il est remarquable, ajoute Amelung, que dans aucun des cas rapportés plus haut (*ses cinq observations*) on n'avait trouvé des poux sur la tête. »

Il décrit deux cas de purpura, de maladie scorbutique, accompagnés de la présence de poux (observations 1 et 4 ; dans la deuxième, il s'agit d'une folle de 64 ans), taches bleues, rougeâtres, violacées, pétéchies, éruptions prurigineuses avec eschares. Dans la troisième observation, il n'y avait pas de taches scorbutiques, mais il y avait de l'œdème des extrémités inférieures.

La 4e observation concerne une folle de 57 ans, qui avait à la nuque, à la poitrine, surtout sous les mamelles, à l'avant-bras, aux extrémités inférieures, et surtout entre les orteils (!), une éruption de la forme de petites eschares brunâtres, sous laquelle les poux se formaient ; la tête en était exempte ; sauf le prurit, la malade ne paraissait pas souffrir et gardait son embonpoint ». Des lotions faites avec la décoction de semences de cévadille firent disparaître l'éruption et les poux ; ceux-ci reparurent aussitôt qu'on les cessa. On finit par avoir recours à des lotions faites avec une solution de sublimé (16 grains pour 8 onces d'eau), et la disparition des poux se maintint alors Enfin, dans la cinquième observation, un léger œdème des membres inférieurs est signalé, mais ici il s'agit d'une aliénée de 60 ans, qui était atteinte de fièvre tierce

Le froid aux extrémités (avant-bras, mains et pieds) est noté dans la relation du premier cas, mais dans aucune de ces observations la pigmentation de la peau n'est signalée. Pour le docteur Amelung, la phthiriase est une maladie de la peau qui a de l'analogie avec la gale « où nous trouvons *l'acarus sarcoptes hominis* » et Amelung ajoute : « Cette maladie est le résultat d'une décomposition particulière des humeurs dont l'éruption et l'insecte ne sont qu'un produit, qu'un symptôme. Les pétéchies, les sugillations et les autres symptômes de la dissolution du sang indiquent une dyscrasie de nature putride et spécifique.

D'après tous ces phénomènes, la génération des pediculi paraît être spontanée ».

Voilà où l'on en était encore en 1837, et cependant Amelung avait commencé son travail en refusant de croire à ce que les anciens auteurs racontent du poète grec Alcman, du philosophe thaumaturge Phérécyde de Syros, du dictateur Sylla, d'Hérodes et de Philippe II d'Espagne, qui, d'après la tradition, seraient morts de phthiriase aiguë et généralisée (1).

---

(1) Plus près de nous lord Clarendon et quelques autres ont affirmé que Jean Pym, membre de la

Quoi qu'il en soit. Amelung a eu le mérite de reconnaître que tout ce qui paraît contribuer à produire une cachexie putride, peut être regardé comme une cause éloignée de la phthiriase (faiblesse nerveuse, privations qu'impose la pauvreté, air humide et confiné, miasmes des marais). De plus, à côté des lotions avec une forte décoction de semences de cévadille, Amelung recommande *surtout* des lotions avec une solution de sublimé corrosif.

Un sérieux travail d'analyse s'imposait donc ; et c'est ce travail que, en 1872, j'ai essayé de faire dans ma thèse de doctorat.

Tâchant d'opérer un triage, j'ai mis à part une forme de mélanodermie que j'ai proposé d'appeler mélanodermie phthiriasique ; et en 1876, le Dr Guermonprez dans sa thèse inaugurale (1) admit avec nous, à côté de la maladie d'Addison, la forme que j'avais décrite 4 ans avant.

Depuis, la mélanodermie parasitaire est généralement acceptée aujourd'hui, quoique les cas n'en soient plus guère communs et tendent heureusement à l'être de moins en moins.

Mais avant que cette mélanodermie phthiriasique achève de disparaître comme a fait la plique (2), devant les progrès de la civilisation représentée surtout ici par la propreté et les soins hygiéniques, il est bon d'en fixer les traits.

La présence continue et prolongée de poux en grand nombre à la surface du corps, peut arriver à provoquer une surpigmentation de la peau, et spécialement dans les régions où les poux s'accumulent le plus facilement et se trouvent le plus à l'abri des frottements continuels. La présence et la pullulation des poux coïncident généralement avec un état marqué de misère physiologique et contribuent à accroître cet état.

Par contre la faiblesse générale, et surtout celle du système nerveux, l'inanition ou la famine, la fatigue, la tuberculose, tous les désordres physiques et moraux, et spécialement l'alcoolisme (3), doivent faciliter la propa-

Chambre des Communes du temps de Charles Ier, mourut (le 8 décembre 1643) au milieu « des plus grandes douleurs, d'une maladie pédiculaire tellement dégoûtante qu'un très petit nombre de ses amis seulement fut admis auprès de lui ».

Mais Etienne Marshall affirme, dans le sermon qu'il prêcha à ses funérailles, que huit médecins, dont l'intégrité ne peut être suspectée, furent présents à l'ouverture du corps, et que le mal dont il était mort « n'était autre chose qu'une apostume dans les entrailles ». Voir la *Biographie Universelle* de Michaud, tome XXXVI, p. 346.

(1) *Contribution à l'étude de la maladie bronzée d'Addison*, Thèse de Paris Adrien Delahaye, éditeur.

(2) A-t-elle partout complètement disparu, cette plique (appelée jadis *plica polonica*) ? N'en existe-t-il pas encore dans les recoins de la Lithuanie ou de la Petite Russie ? Je le crois d'autant plus facilement, qu'on peut en rencontrer encore ailleurs et que moi-même, il n'y a guère plus de 20 ans, j'ai eu l'occasion d'observer de vrais cas de plique dans les bas-fonds de notre population Commentryenne, des cas auxquels on pourrait donner le nom de *plique nostras*.

(3) La phthiriase avait été fréquemment signalée chez les vieillards et chez les aliénés et depuis longtemps. Mais relativement à l'influence de l'alcoolisme et de la tuberculose sur les affections phthiriasiques, je citerai trois observations publiées dès 1840, par le docteur Durr (Hufeland's Journal), observations résumées dans la Gazette médicale de Paris du 26 septembre 1840, p. 618. Il s'agit ici encore de sujets cachectiques.

« Obs. I. — Dans un premier cas, vu en 1816 à la clinique de la Charité de Berlin, il est question d'un

gation et la multiplication de ces parasites. C'est donc bien là un cercle vicieux où la cachexie n'aura aucune peine à naître et à se développer.

La fonction pigmentaire est une des fonctions organiques dont le mécanisme est le moins connu, sinon le moins étudié. Est-ce parce qu'elle semble peu importante qu'elle a moins fixé l'attention, et qu'elle se trouve moins connue ? Cela est possible ; et cependant, quelle est la maladie générale grave qui ne mette en quelque sorte son empreinte sur l'épiderme : chlorose, malaria, cancer, tuberculose, hépatites, etc. ? Il n'est pas jusqu'à certaines conditions physiologiques comme la grossesse, ou certains désordres dans une fonction également physiologique, comme les troubles de la menstruation qui ne puissent avoir leur manifestation dyschromatodermique. La mélanodermie pédiculaire s'observe sur toutes les régions du corps, mais plus spécialement sur celles recouvertes par les vêtements ; elle est plus marquée dans les parties de la peau habituellement soustraites aux frottements, la nuque, le dos surtout au voisinage et au-dessus de la ceinture, parce que les parasites trouvent là une barrière où ils peuvent s'accumuler ; les flancs et même les fosses iliaques sont les régions du corps où la pigmentation est en général le plus accentuée.

Conclusions.

La mélanodermie phthiriasique, si on a l'occasion de l'observer après la disparition des parasites qui l'ont amenée [et la pigmentation peut survivre parfois de longs mois aux parasites, comme dans le fait de Louis C... (1)], se distinguera des autres formes de mélanodermie :

1o En ce qu'elle n'est sous la dépendance d'aucune maladie diathésique

individu cachectique. mal nourri et adonné aux spiritueux, affecté d'une éruption cutanée squammeuse et de pétéchies. Il n'avait point de poux, ni dans les cheveux, ni dans les habits, ni sur le pubis ; cependant à la vue seule de la forme des petites croûtes qui couvraient le corps. le professeur Horn déclara qu'on avait affaire à une phthiriase, et effectivement, en soulevant les croûtes, on trouva sous chacune d'elles un ou plusieurs poux de la tête. mais moins grands, plus foncés en couleur et plus lents dans leurs mouvements. Guérison par des bains alcalins et des lotions de sublimé.

Obs. II. — Un garçon de 8 ans, ayant éprouvé à plusieurs reprises des affections des voies respiratoires, fut atteint de la gale qui disparut par un traitement approprié ; plus tard, la transpiration rendit une odeur très désagréable, et quoique l'enfant fût tenu toujours très proprement. on observa sur son cou et sur sa poitrine de petites vésicules qui se desséchèrent en croûtes brunâtres sous lesquelles on a trouvé des petits poux semblables à ceux de la tête, mais plus lents dans leurs mouvements. Guérison par des bains alcalins. L'enfant succomba plus tard à la phthisie.

Obs III. — La sœur du garçon dont il vient d'être question, âgée de 6 ans et demi, fut couverte aussi à la poitrine de petites pustules remplies de sérosité et de croûtes sous lesquelles ont été rencontrés de petits poux semblables à ceux de son frère ; elle avait aussi répandu une odeur particulière. Guérison par des lotions alcalines ».

Il est à noter que chez l'un et l'autre enfant il n'y avait pas de fièvre, ni poux sur la tête, ni dans les habits. Une sœur, qui avait couché avec la petite fille, n'eut jamais ni poux, ni pustules.

Les conclusions que l'auteur tire de ces observations sont à peu près les mêmes que celles de M. Amelung.

Je noterai de plus l'odeur signalée dans les deux derniers cas.

(1) Voir ma brochure sur le *Rôle des parasites animaux dans la pigmentation cutanée.* Paris, Delahaye 1879.

(ni cancer, ni tuberculose, ni impaludisme, ni lésion des capsules surrénales, etc.)

2º En ce qu'elle ne s'accompagne pas des grands symptômes de la maladie d'Addison (l'asthénie, les douleurs abdominales, les troubles digestifs,
joints à la coloration de la peau, coloration atteignant parfois même les
muqueuses, caractérisent, on le sait, cette affection que le professeur Jac-
coud a proposé d'appeler *mélanodermie asthénique*).

3º En ce que la pigmentation est diffuse et non circonscrite, comme elle
l'est dans le vitiligo, les nævi pigmentaires, le *caratès* (ou la *pinta* de l'Amé-
rique intertropicale), les pigmentations cicatricielles, les éphélides ignéales,
le chloasma, etc., etc.

4º Surtout en ce qu'elle coïncide avec la misère et succède à la présence
récente, et souvent persistante de nombreux parasites animaux du genre
pediculus corporis.

Et 5º enfin, en ce que cette forme de mélanodermie commence à pâlir,
dès que les fumigations cinabrées, les bains sulfureux, les lotions de sublimé, les onctions d'onguent napolitain, etc., sont venus supprimer la cause
en tuant les parasites.

Montluçon. — Imprimerie du *Centre Médical*.